AF475336

RECHERCHES SUR L'ANATOMIE NORMALE

DE LA

MUQUEUSE DU LARYNX

ET SUR L'ANATOMIE PATHOLOGIQUE

DES COMPLICATIONS LARYNGÉES DE LA ROUGEOLE

RECHERCHES SUR L'ANATOMIE NORMALE

DE LA

MUQUEUSE DU LARYNX

ET SUR L'ANATOMIE PATHOLOGIQUE

DES

COMPLICATIONS LARYNGÉES DE LA ROUGEOLE

PAR

Le Dr P. COYNE,

Interne lauréat des hôpitaux de Paris (2e mention),
Aide de clinique de la Charité,
Ex-interne lauréat (prix Poisson) des hôpitaux d'Alger,
Ancien prosecteur de l'école de médecine d'Alger,
Membre adjoint de la Société anatomique.

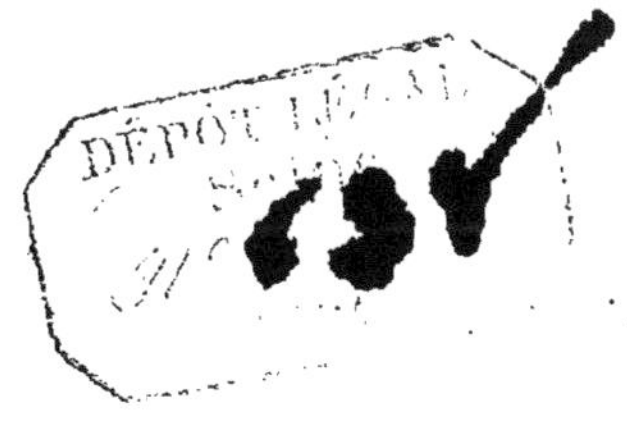

PARIS

GEORGES MASSON, ÉDITEUR

Libraire de l'Académie de médecine

PLACE DE L'ÉCOLE-DE-MÉDECINE

—

1874

RECHERCHES SUR L'ANATOMIE NORMALE

DE LA

MUQUEUSE DU LARYNX

ET SUR L'ANATOMIE PATHOLOGIQUE

DES

COMPLICATIONS LARYNGÉES DE LA ROUGEOLE

PREMIÈRE PARTIE

Recherches sur l'anatomie normale de la muqueuse du larynx.

La description de la muqueuse du larynx, telle qu'on la trouve dans les ouvrages classiques, est loin d'être complète. Il y a, dans la disposition et la structure de cette membrane à l'état normal, quelques particularités intéressantes qui n'ont pas encore été signalées, et que j'ai été amené à découvrir dans le cours de recherches sur l'anatomie pathologique des laryngites.

La nature et les modifications de l'épithélium ont été décrites avec exactitude par Nauman, 1851 (1), et par Rheiner (2) ensuite.

(1) Om byggnaden af luftrœhrschufvudet hos den fullvaxta menniskan Lund, 1851, cité d'après Luschka.

(2) Verhandlungen der physikalisch-medizinischen Gesellschaft in Vürzburg. Würzb., 1852, t. III, p. 222, cité d'aprés Luschka.

Mais si Kölliker (*Traité d'histologie*) a bien indiqué l'existence de papilles sur la muqueuse laryngée, il n'a pas vu celles qui siégent d'une façon constante sur la corde vocale inférieure. Et Luschka, dans son travail sur l'anatomie du larynx (1), a commis l'erreur de prendre pour des formations papillaires les replis de la muqueuse qui tapisse le ventricule.

Les glandes en grappes n'ont pas été étudiées dans tous leurs détails, et l'on n'a pas encore fait connaître la disposition de celles qui avoisinent la partie libre de la corde vocale inférieure. Quant à l'appareil lymphoïde, composé, comme celui de l'intestin grêle, d'une couche réticulée et de follicules clos, il n'en est fait mention nulle part, du moins comme disposition anatomique normale. Car si Virchow, dans son traité des tumeurs (2), décrit des lymphomes dans la muqueuse laryngée, il ne les a vus que dans le cours de la leucémie, et les considère comme des formations pathologiques sous la dépendance de cet état morbide.

La muqueuse laryngée est d'un blanc nacré, d'une consistance ferme, et fortement tendue par suite de son adhérence aux parties sous-jacentes. Elle n'est plissée en aucun point, si ce n'est au niveau de la face postérieure de l'épiglotte, vers la base de cet appendice, où elle est un peu plus lâchement unie aux parties profondes.

Son épaisseur varie suivant les points où on l'étudie, et se trouve représentée par les chiffres suivants :

1° Corde vocale supérieure..	1re couche.	(jusqu'à la région glandulaire) $0^{mm}3$ à $0^{mm}35$.
	2e couche.	Couche glandulaire variable avec le nombre et le volume des glandes.

2° Dans le ventricule du larynx : portion descendante $0^{mm}8$ à $0^{mm}9$.

3° Corde vocale inférieure : partie libre (région papillaire) $0^{mm}15$ à $0^{mm}2$.

4° Portion sous-glottique : $0^{mm}7$ à $0^{mm}8$.

(1) Le larynx de l'homme, avec 10 planches, par H. Luschka. Tübingen, 1871.

(2) Virchow. Traité des tumeurs, t. III, p. 19-20. Traduction française de P. Aronssonh.

Corde vocale supérieure et ventricules du larynx.

La muqueuse, en se repliant sur elle-même, forme la corde vocale supérieure, dans l'épaisseur de laquelle ne se trouvent, à la partie moyenne, tout au moins, que de grosses glandes en grappe. Ce n'est que vers l'extrémité postérieure, au niveau et dans le voisinage de son insertion au cartilage aryténoïde, que commencent à apparaître quelques rares faisceaux musculaires qui pénètrent entre les glandes les plus profondes et qui proviennent des fibres ascendantes du muscle thyro-aryténoïdien.

Dans la partie moyenne de cette corde vocale, je n'ai pas trouvé trace d'un véritable ligament fibro-élastique, et même la couche profonde de la muqueuse, si riche habituellement en fibres élastiques, ne présente en ce point qu'une condensation insignifiante de ces éléments. Il en résulte que la corde vocale supérieure n'est qu'une fausse corde vocale et représente simplement un repli muqueux très-volumineux en forme de bourrelet arrondi.

On sait que le ventricule du larynx, peu profond à la partie antérieure de la glotte, s'agrandit de plus en plus à mesure qu'on l'examine plus près de la partie moyenne, pour diminuer en hauteur et en profondeur lorsque l'on continue à se rapprocher des cartilages aryténoïdes; de telle sorte que ses plus grandes dimensions se trouvent à l'union des deux tiers antérieurs avec le tiers postérieur des cordes vocales. La corde vocale supérieure, près des tubercules d'insertion dans l'angle rentrant du cartilage thyroïde, présente un bord saillant, une face qui correspond à la portion sus-glottique, et une face inférieure plane, formant la limite supérieure du ventricule laryngé. Plus en arrière, le bord libre de cette corde vocale s'arrondit, sa face inférieure se dirige plus obliquement en haut et en dehors, à cause du prolongement que les ventricules envoient dans l'épaisseur des replis aryténo-épiglottiques. Il arrive quelquefois que ce prolongement vertical des cavités ventriculaires s'étend si haut qu'il n'est séparé de la face supérieure des gouttières aryténo-épiglottiques que par la double épaisseur des muqueuses laryngée et pharyngée.

Après avoir tapissé le cul-de-sac supérieur du ventricule, la muqueuse s'applique sur des faisceaux ascendants du muscle thyro-aryténoïdien, et à ce niveau ne se trouve séparée du cartilage thyroïde que par le périchondre et cette partie musculaire. Elle se dirige d'autant plus verticalement en bas et en dedans que le prolongement du ventricule s'est élevé plus haut; puis, recouvrant la face supérieure, le bord libre et la face sous-glottique de la corde vocale inférieure, elle se continue insensiblement avec la muqueuse trachéale.

Dans ce trajet compliqué, la muqueuse présente certaines modifications d'aspect importantes à signaler. Ainsi, au niveau de la base de l'épiglotte, lorsqu'elle passe sur la face laryngée de la corde vocale supérieure, elle présente un certain nombre de dépressions assez profondes, au fond desquelles viennent s'ouvrir les canaux excréteurs de grosses glandes; les saillies qui séparent ces dépressions ne sont que des replis muqueux et n'ont rien de papillaire. Au niveau de la portion arrondie de la corde vocale supérieure, la muqueuse est plus lisse, plus tendue, et on y retrouve, dans quelques cas, mais moins accentuées, les mêmes dépressions que celles qui viennent d'être signalées à la base de l'épiglotte.

A partir du point où la muqueuse se réfléchit sur le thyro-aryténoïdien ascendant, elle présente un certain nombre de replis de forme triangulaire en général, plus ou moins allongés, et dont quelques-uns forment de véritables languettes, arrondies à leur extrémité libre et très-proéminentes alors dans la cavité ventriculaire. Cette dernière forme prédomine lorsqu'il n'existe qu'un ou deux de ces replis. A la partie antérieure du ventricule, il n'en existe qu'un seul; il est triangulaire, à base d'implantation très-large, et il subdivise presque en deux parties égales la cavité ventriculaire. Ces replis deviennent moins saillants dans la partie de la muqueuse qui recouvre la face supérieure de la corde vocale inférieure ; et ils cessent d'exister un peu avant que cette membrane atteigne le bord tranchant de cette corde vocale.

Ce n'est pas toute l'épaisseur de la muqueuse qui concourt à former ces replis ; ils sont constitués exclusivement par la couche superficielle, traversée par les canaux excréteurs des glandes sous-jacentes, qui sont situées dans la couche profonde.

Au niveau de la partie saillante de la corde vocale inférieure, la muqueuse présente une modification importante; elle devient une fibro-muqueuse, hérissée d'une série de véritables papilles bien développées que je décrirai ultérieurement plus en détail.

Au point de vue de la structure, la muqueuse du larynx présente à considérer un derme et un revêtement épithélial (1).

Structure du derme.

Le tissu qui constitue le derme de la muqueuse laryngée a été peu étudié. Pour Kölliker, sa couche la plus externe est composée principalement de tissu conjonctif, et se con-

(1) Je dois faire connaître ici les procédés techniques que j'ai mis en usage pour la conservation des pièces et les différentes réactions auxquelles ont été soumises les coupes microscopiques que j'en ai faites.

Les larynx, enlevés aussitôt qu'il a été possible, ont été immédiatement immergés dans le liquide de Muller. Au bout de denx jours de macération dans une quantité notable de ce liquide, ils ont été trempés pendant vingt-quatre heures dans une solution de gomme assez concentrée, puis plongés dans de l'alcool à 36°. En général, au bout de quatre jours, ils étaient suffisamment durcis pour qu'on pût faire des coupes microscopiques fines. Ces dernières ont été trempées dans de l'eau distillée pendant vingt-qnatre heures, pour enlever la gomme, puis colorées soit dans une solution faible de carmin ammoniacal, soit avec du picro-carminate neutre d'ammoniaque. Enfin, elles ont été éclaircies dans de la glycérine acidulée, pour les premières, non acidulée pour les autres.

fond, dit-il, vers la face libre de la muqueuse avec une couche homogène d'environ 9 millièmes de millimètre d'épaisseur. Cette description est exacte, mais s'applique seulement à la partie de la muqueuse qui recouvre le bord libre de la corde vocale inférieure.

Sur une coupe fine et aussi perpendiculaire que possible à la direction des cordes vocales, on trouve la disposition suivante :

1° Une membrane limitante immédiatement sous-jacente à l'épithélium;

2° Une couche assez mince contenant un grand nombre d'éléments arrondis, le plus souvent embryonnaires;

3° Une couche plus profonde, plus épaisse, renfermant en même temps que des glandes en grappes, quelquefois très-volumineuses, et de forme variable, du tissu élastique et du tissu conjonctif ordinaire, assez souvent infiltré de lobules adipeux.

1°. *Membrane limitante.* — Elle est très-mince, amorphe, à bords très-nets; elle offre 2 millièmes de millimètre dans sa plus grande épaisseur; elle se trouve immédiatement sous-jacente à l'épithélium, qui prend son point d'appui sur la face externe. Elle serait, d'après Rindfleisch, traversée par des canaux qui serviraient à l'exsudation de leucocytes, disposition que je n'ai pas retrouvée malgré des recherches attentives à ce sujet. Au niveau de la région papillaire, cette membrane limitante se renforce et acquiert une épaisseur plus grande.

2° *Couche réticulée et follicules clos.* — La couche immédiatement sous-jacente à cette membrane limitante et à l'épithélium est formée par un tissu analogue au tissu réticulé de la muqueuse de l'intestin grêle. On y trouve, en effet, un grand nombre d'éléments arrondis, analogues par leur forme et par leur volume à des corpuscules lymphatiques; ils sont fortement colorés par le carmin et reliés les uns aux autres par un réticulum très-grêle, très-fin, circonscrivant des espaces de forme le plus souvent polygonale. Ce réticulum s'appuie manifestement sur les parois externes des vaisseaux capillaires qui traversent cette couche.

Plus profondément, cette accumulation d'éléments lymphoïdes diminue, et ce tissu se mélange alors à une assez grande proportion de fibres élastiques; il tend aussi à se rapprocher du tissu conjonctif ordinaire par ses caractères morphologiques, bien qu'il conserve encore une apparence jeune et presque embryonnaire. En tout cas, les cellules du tissu conjonctif situé à ce niveau sont parallèles entre elles et dirigées parallèlement à la surface de la muqueuse.

Cette couche réticulée contient un certain nombre d'organes non encore décrits et que je ne puis comparer qu'à des follicules clos (1).

On ne les trouve pas disséminés dans toutes les régions de la muqueuse; ils sont exclusivement localisés, chez l'homme du moins, dans la portion de cette membrane qui revêt le ventricule du larynx (2).

Sur une coupe verticale faite à la partie moyenne des cordes vocales le nombre de ces follicules varie en général de 5 à 7, et voici la disposition qu'ils affectent le plus souvent dans ce cas :

On en trouve un assez volumineux entre les conduits

(1) Après la rédaction de ce travail, j'ai eu communication de la traduction manuscrite d'un mémoire de E. Verson, relatif à la structure de la muqueuse laryngée. Cet auteur a vu ces follicules clos dans la muqueuse laryngée du porc et du mouton, à la base de l'épiglotte seulement; mais il ne paraît pas les avoir observés chez l'homme, bien qu'il y ait reconnu la présence d'éléments lymphoïdes. (Article Larynx, par E. Verson, dans Handbuch der Lehre von den Geweben des muschen und der thiere. Sous la direction de S. Stricker. Leipzig, 1870.)

(2) Sur deux préparations, j'ai vu un de ces organes à l'endroit où la muqueuse, quittant la base de l'épiglotte, vient former la face laryngée de la corde vocale supérieure. Sur toutes les autres, je n'ai pas retrouvé cette disposition, que je considère comme exceptionnelle.

excréteurs de deux grosses glandes contenues dans l'épaisseur de la corde vocale supérieure, conduits qui viennent s'ouvrir un peu en dehors de la convexité de cette corde vocale, au niveau du point où commence la portion ascendante du ventricule.

Il n'est pas rare d'en trouver un second un peu plus haut, appartenant encore à la face ventriculaire de la corde vocale supérieure.

Le troisième siége habituellement à l'endroit où se réfléchit la muqueuse, mais appartient plus spécialement à la partie de cette membrane qui recouvre le cartilage thyroïde et les muscles sous-jacents.

Les deux suivants sont situés dans la portion descendante et occupent toujours ces petites languettes qui ont été décrites plus haut, il est rare néanmoins d'en rencontrer plus de deux en ce point, quand même ces prolongements dépasseraient ce nombre.

Enfin, il en est un dernier dont le siége est constant. Il correspond à la face supérieure de la corde vocale inférieure et se trouve assez près du bord libre de cette corde vocale, dont il est séparé par un intervalle de deux millimètres, et par une dépression dans le fond de laquelle vient s'ouvrir presque horizontalement le canal excréteur d'une grosse glande aplatie et comprimée entre le ligament fibro-élastique et le muscle thyro-aryténoïdien.

Le nombre total de ces follicules clos ne peut être évalué que par approximation, en tenant compte du nombre de coupes microscopiques que l'on peut faire dans un larynx, et du chiffre moyen de follicules que l'on rencontre dans chacune de ces coupes. Il me paraît probable que les évaluations doivent osciller entre 30 et 50. Tous ces follicules sont situés dans la partie la plus superficielle de la muqueuse et immédiatement sous-jacents à la membrane limitante. Leur forme varie avec leur siége ; ceux que l'on rencontre dans les cordes vocales supérieure et inférieure sont ovoïdes, à grand axe dirigé dans le sens du bord libre de la muqueuse. Dans ce cas leurs dimensions sont : pour le grand, diamètre, 0,7 à 0,8 millimètres, et pour le petit, 0,2 à 0,3 millimètres. Ceux qui siégent dans les prolongements triangulaires en ont pris la forme.

La limite profonde de ces derniers est plus nette que celle des précédents, bien que dans tous elle se trouve marquée par une ligne assez tranchée qui les sépare des glandes muqueuses situées au-dessous.

Ils présentent un rapport assez constant avec les conduits excréteurs de ces glandes : on peut voir, en effet, en certains points de la couche réticulée, quelques-uns de ces conduits entourés par le follicule qui leur forme un anneau incomplet, tandis que dans d'autres cas on trouve une simple juxtaposition.

Ces corps sont-ils de véritables follicules clos (1)? Lorsque je les rencontrai pour la première fois, je les avais considérés comme de simples amas de leucocytes; mais leur présence constante en des endroits déterminés toujours les mêmes, ainsi que la netteté de leur structure ont modifié mon opinion première sur leur nature. Les rencontrant d'ailleurs sur des larynx sains, recueillis sur des sujets qui avaient succombé à des maladies ne portant pas sur l'ap-

(1) Virchow (t. III, traduction française, p. 19-20) a vu dans la muqueuse laryngée des lymphomes leucémiques, soit isolés, soit diffus. Les premiers se rapprochent par leur description de celle que nous donnons des follicules clos. Mais si cet auteur constate leurs rapports avec les canaux excréteurs des glandes, il note également des variations énormes dans leur volume et paraît avoir vu plus particulièrement ces productions dans la région vestibulaire du larynx. De plus, il a fréquemment trouvé des productions analogues dans la muqueuse de la trachée et même dans celle des bronches. Enfin, il les rencontrait sur des sujets leucémiques et présentant plusieurs des lésions de cette maladie. Il est donc autorisé dans ces cas particuliers à les considérer comme des formations nouvelles d'origine morbide.

Je crois que les raisons que je donne sont suffisantes pour faire admettre comme normale l'existence des follicules clos que je décris, d'autant plus que les vingt et quelques sujets dont j'ai examiné les larynx n'étaient pas leucémiques, surtout ceux qui ont succombé rapidement à des traumatismes étendus.

pareil respiratoire, je n'avais aucune raison de les considérer comme des formations pathologiques.

Ces follicules en effet renferment un tissu lymphoïde très net et très-caractéristique, qui est constitué par un reticulum très-fin, à fibrilles très-grêles et que j'ai pu rendre très-apparentes, dans un certain nombre de préparations au moyen du battage au pinceau.

On trouve, au niveau des nœuds de rencontre des fibrilles, des corpuscules arrondis, à noyau volumineux, proéminents dans les mailles du reticulum dont les cavités sont également remplies par des corpuscules lymphatiques ; on voit en général 3 à 5 de ces cellules sur la coupe de chacune de ces cavités.

Sur un grand nombre de coupes on peut s'assurer que ces follicules sont traversés par de nombreux capillaires sanguins sur lesquels le reticulum prend un point d'appui ; mais, faute d'injection, je n'ai pu en déterminer la disposition exacte. On voit donc qu'il y a dans ces organes tous les éléments constitutifs d'un follicule clos, c'est-à-dire le reticulum, les nœuds fertiles, les cavités lymphatiques et les capillaires sanguins. Ils sont limités, à leur face profonde, par une membrane de nature conjonctive, qui, se continuant avec le tissu conjonctif de la couche glandulaire, représente la capsule d'enveloppe.

Région papillaire de la corde vocale inférieure. — J'ai déjà dit que le derme de la muqueuse était formé partout par un tissu réticulé, analogue au tissu lymphoïde, excepté sur le bord libre de la corde vocale inférieure, où cette membrane prend tous les caractères d'une fibro-muqueuse, et présente une disposition sur laquelle je dois insister : je veux parler de l'existence de papilles siégeant en ce point.

Kölliker (1) indique à peine leur présence dans le larynx ;

(1) Kölliker. Traité d'histologie, p. 606; traduction française par Marc Sée, 2e édition.

il en existe, dit-il, en certains points; mais il ne précise rien à cet égard.

Luschka (1) décrit en ces termes les papilles de la muqueuse laryngée : « La couche sous-épithéliale, au delà du bord de l'ouverture du larynx, cesse nettement d'avoir une surface uniforme; elle s'élève par places peu nombreuses sous forme de papilles vasculaires. On en trouve aussi, mais très-peu nombreuses et très-petites, sur les cordes vocales inférieures. Là elles forment plutôt de petites élevures plates qui s'enfoncent dans l'épithélium. Elles sont bien plus nombreuses et volumineuses (comme de vrais franges) dans l'arrière cavité du larynx au voisinage de l'incisure interaryténoïde. Là elles sont constantes, et Rheiner était donc dans l'erreur lorsqu'il refusait toute espèce de papilles à la muqueuse du larynx. »

J'ai transcrit textuellement tout ce que Luschka dit de ces organes, afin de pouvoir discuter les différentes opinions qui y sont émises, en premier lieu ce qui est dit des papilles disséminées dans la région sus-glottique. Je crois que Luschka est dans l'erreur, pour les raisons suivantes : Ces replis n'existent pas toujours, et sur le grand nombre de larynx que j'ai étudiés, je n'ai trouvé cette disposition que deux ou trois fois. De plus, ces replis sont très-inégaux de volume, de saillie : à côté d'un repli très-allongé et très-large, on en trouve un très-petit, étroit, à peine visible; de telle sorte que, lorsqu'ils existent, ils ne paraissent former que de simples replis muqueux, d'autant plus que les vaisseaux que l'on rencontre à leur base et dans leur intérieur ne décrivent pas de véritables anses vasculaires. La description que j'ai faite des replis muqueux de la cavité du ventricule répond à l'opinion qui voudrait en faire des papilles. Ce sont des follicules clos qui par leur développement ont amené la formation de ces replis. De plus, ce n'est

(1) Luschka, loco citato, p. 171. Je dois remercier ici M. Poché, élève du Val-de-Grâce. de la complaisance avec laquelle il m'a traduit les auteurs allemands que j'ai eu à consulter.

pas en arrière, au voisinage de l'incisure interaryténoïdienne qu'on les rencontre en plus grand nombre. Au contraire, dans ce point il n'en existe pas du tout; on n'en retrouve plus à partir du point où le prolongement vertical de la cavité ventriculaire a cessé d'exister.

Voici d'ailleurs, d'après mes recherches, la description de la corde vocale inférieure et de ses papilles, telle que je l'ai toujours rencontrée :

La corde vocale inférieure présente sur une coupe une forme angulaire de telle sorte qu'on peut lui considérer une face supérieure plane légèrement concave correspondant à la cavité ventriculaire, une face inférieure qui se continue avec les parois de la trachée, et un bord libre ou tranchant. Ce bord est d'autant plus saillant qu'il appartient à un sujet plus jeune, ce qui est dû au peu de développement de la muqueuse et du muscle thyro-aryténoïdien sous-jacent.

Lorsque le sujet est plus avancé en âge, ce bord forme un angle moins aigu et qui se rapproche davantage de l'angle droit.

Ce bord libre est couvert de papilles bien caractérisées dont le nombre varie avec l'âge du sujet et avec la région de la corde vocale que l'on étudie.

Mes recherches ont porté principalement sur des larynx d'enfants de 2 à 3 ans. Sur des coupes faites à la partie moyenne de la corde vocale inférieure, on trouve environ 18 à 25 papilles disposées de la façon suivante : 3 ou 4 correspondent à son bord supérieur; 2 ou 3 existent au niveau de son bord libre. Les autres, plus nombreuses mais moins saillantes, sont situées sur la partie de la corde vocale qui correspond à l'espace sous-glottique. Elles diminuent progressivement de volume, et cessent d'exister à l'endroit où apparaissent les glandes muqueuses.

Ces papilles se rapprochent comme forme de celles que l'on trouve à la face palmaire des doigts; cependant leurs dimensions sont moindres.

Ainsi leur hauteur est de 0,007 à 0,008 millimètres et leur

largeur à la base est de 0,003 à 0,005 millimètres. Toutefois, leur structure est identiquement la même. Nous allons la décrire de la surface libre du revêtement épithélial à la face profonde du derme muqueux. L'épithélium au niveau de ces papilles est formé de deux couches : la superficielle, constituée par des cellules aplaties, est analogue à la lame cornée de l'épiderme cutané. La profonde présente d'abord une série de cellules cylindriques tapissant la surface libre des papilles dermiques, puis au-dessus se trouvent des cellules polygonales à noyaux volumineux et à bords crénelés. Il en résulte que cette partie est comparable en tous points à la couche muqueuse de Malpighi. Au-dessous et formant le revêtement des papilles se trouve une membrane d'apparence anhiste, à un faible grossissement, qui se colore fortement par le carmin en jaune orangé ; elle représente la membrane limitante. A un fort grossissement (8 à immersion de Hartnack) elle paraît constituée par des fibrilles parallèles entre lesquelles sont interposés des noyaux rangés suivant la direction de ces fibrilles.

Les papilles et la zone sous-papillaire jusqu'à la membrane fibro-élastique sont formées par un tissu conjonctif très-dense entremêlé de nombreuses fibres élastiques. Ce tissu se continue sans interruption jusqu'au ligament de la corde vocale avec lequel il se confond insensiblement. On n'y retrouve pas trace de la bourse séreuse sous-muqueuse décrite par M. Fournié (1) et à laquelle cet auteur attache une si grande importance au point de vue physiologique.

Le ligament thyro-aryténoïdien est très-épais à sa partie supérieure qui est arrondie, plus mince et aplati à sa partie inférieure où il sépare les premières glandes, du muscle situé plus profondément. Il constitue la charpente de la corde vocale inférieure, à laquelle il concourt, pour une large part, à donner et sa forme et son volume.

Il m'a été impossible de déterminer le mode suivant lequel se font les terminaisons nerveuses dans ces papilles ; à leur

(1) Fournié. Physiologie de la voix et de la parole, in-8 ; Paris, 1865.

base, se trouvent des vaisseaux artériels assez volumineux qui envoient vers le sommet de chacune d'elles des anses vasculaires. D'ailleurs l'angle saillant de la corde vocale est très-riche en vaisseaux.

Tout ce qui précède se rapporte à l'étude de la partie moyenne de la corde vocale. Au fur et à mesure que de ce point on se rapproche soit de l'extrémité antérieure, soit de l'extrémité postérieure, les dimensions et le nombre de ces papilles diminuent. Sur des larynx d'enfants âgés de moins de un an, la formation papillaire est encore moins nette, si ce n'est au niveau du bord libre.

3° *Couche glandulaire.* — La seconde couche de la muqueuse sous-jacente à la couche réticulée est formée par des glandes en grappes plus ou moins volumineuses suivant les régions ; elles sont très-développées, arrondies, multilobulées dans le centre de la corde vocale supérieure qu'elles constituent en grande partie. On n'en rencontre pas vers le bord libre de la corde vocale inférieure ; les canaux excréteurs de celles qui avoisinent le plus cette région viennent se terminer soit dans le ventricule du larynx avant le point où apparaissent les papilles, soit dans la portion sous-glottique, à l'endroit où ces mêmes papilles cessent d'exister. Dans ce dernier cas, ces glandes sont très-aplaties, et leurs dimensions longitudinales l'emportent de beaucoup sur leur diamètre transverse.

Mais, parmi ces glandes aplaties, il en est deux groupes qui méritent une mention spéciale.

L'un existe sur la face supérieure de la corde vocale inférieure ; l'autre se rencontre dans la région sous-papillaire de la même corde vocale.

Le 1er groupe (v. pl. fig. A. 6°), composé le plus souvent de deux glandes aplaties, allongées transversalement, est situé entre le ligament fibro-élastique et la partie superficielle de la muqueuse. Ces glandes sont orientées de telle façon que le fond de l'ovoïde qu'elles forment se trouve en dehors et en arrière en rapport avec la partie terminale du ligament fibro-élastique et le bord supérieur du muscle thyro-aryténoïdien. Le canal excréteur, très-allongé, se dirige obliquement en dedans et en haut vers le bord libre de la corde vocale inférieure et vient s'ouvrir très-près de ce bord libre à l'endroit où cesse la région papillaire de la face supérieure.

Une dépression assez profonde marque en général et le point d'abouchement de ces canaux excréteurs et la terminaison des papilles. D'après ce trajet et cette direction du canal excréteur, et son point d'abouchement, on voit que le mucus sécrété par ce groupe de glandes est projeté vers le bord libre de la corde vocale inférieure et a pour effet d'arroser cette partie saillante.

Les deux glandes (voir la planche, fig. A. 7°) de la région sous-papillaire formant le 2e groupe, sont également très-obliquement dirigées en haut et en dedans, et leurs canaux excréteurs viennent s'ouvrir en bec de flûte à la limite inférieure de la région papillaire en conservant la même direction. Il en résulte que le mucus qu'elles sécrètent aura également beaucoup plus de tendance à être projeté sur le bord saillant de la corde vocale que dans la portion sous-glottique du larynx.

Ces glandes n'existent pas seulement à la partie moyenne, on les retrouve dans les coupes que l'on fait soit à la partie antérieure de la corde vocale, soit à la partie postérieure.

Ces glandes sont peu développées, peu volumineuses dans toute l'étendue de la corde vocale inférieure, mais celles qui existent à la partie postérieure le sont moins encore.

Telle est la disposition habituelle des groupes de glandes muqueuses ayant pour fonctions d'arroser le bord libre de la corde vocale inférieure.

Leur situation anatomique, en rapport avec leur fonction, m'a paru devoir être étudiée à part.

Epithélium. — Mes recherches n'ont pas porté d'une façon spéciale sur la couche épithéliale ; voici cependant les résultats auxquels je suis arrivé.

Je l'ai trouvé pavimenteux et stratifié avec tous les caractères de l'évolution épidermique, sur les papilles des cordes vocales inférieures, ainsi que je l'ai déjà dit.

Je me suis assuré que l'épithélium était également stratifié sur la partie saillante de la corde vocale supérieure (voir la planche de A à B, fig. A.), bien qu'à ce niveau il n'existât point de papilles ; mais les couches qu'il y présente sont moins nombreuses que sur la corde vocale inférieure.

La disposition habituelle est : une couche d'épithélium cylindrique appliquée sur la membrane limitante, deux ou trois couches d'épithélium polyédrique et en général deux couches d'épithélium aplati représentant la lame cornée.

On ne retrouve plus cette disposition, lorsque l'examen porte soit sur la portion sus-glottique, soit sur le ventricule du larynx, à moins cependant que les coupes verticales ne soient faites tout à fait en arrière, vers le bord antérieur du cartilage aryténoïde, où l'on retrouve cette même disposition stratifiée, intermédiaire au véritable revêtement épithélial de la peau et à l'épithélium cylindrique (voir la planche, fig. F.)

Dans toutes les autres régions que mes coupes m'ont permis d'étudier, je l'ai vu cylindrique et à cils vibratiles. Alors il est formé de deux couches, l'une profonde, constituée plus particulièrement par des cellules quadrangulaires, l'autre superficielle et représentée par des cellules cylindriques très-allongées, à cils vibratiles et souvent à noyaux multiples et superposés (voir la planche, fig. E.)

CONCLUSIONS.

Par cette étude je crois avoir démontré les faits anatomiques suivants :

1° La muqueuse laryngée est formée dans une couche sous-jacente à l'épithélium par un tissu réticulé analogue au tissu lymphoïde; par ce fait elle se rapproche de la structure de la muqueuse de l'intestin grêle.

2° Il existe dans la partie superficielle du derme muqueux des organes lymphatiques analogues aux follicules clos de l'intestin grêle et dont l'existence avait été ignorée jusqu'à ce jour.

La présence de ces organes, intéressante au point de vue anatomique, l'est encore plus dans ses conséquences pathologiques, et pourra peut-être rendre compte du développement de certaines ulcérations laryngées dans le cours de pyrexies, comme dans la fièvre typhoïde.

3° Sur le bord libre de la corde vocale inférieure, il se trouve des papilles certainement vasculaires et probablement nerveuses. Remarquons que ces papilles sont bien plus développées dans la moitié antérieure de la corde vocale, ce qui est en relation avec le point de départ habituel des papillomes, qui, ainsi qu'on le sait, partent constamment des cordes vocales inférieures, et plus particulièrement de leur moitié antérieure.

4° Au point de vue physiologique, l'existence des groupes glandulaires mérite d'attirer l'attention en ce que leur produit de sécrétion entretient l'humectation de la région papillaire de la corde vocale, et, en la recouvrant d'un mucus protecteur, tend à assurer l'intégrité de sa fonction.

Enfin, M. Fournié avait admis l'existence d'une bourse séreuse sous-muqueuse à laquelle il attachait une grande importance, puisque, à ses yeux, elle pouvait rendre compte de la production du son. Je crois pouvoir assurer qu'elle n'existe pas, parce que, sur des préparations de plus de 25 larynx humains, je ne l'ai jamais rencontrée.

SECONDE PARTIE

Recherches sur l'anatomie pathologique des complications laryngées de la rougeole.

HISTORIQUE.

La rougeole s'accompagne constamment d'une inflammation plus ou moins violente des voies respiratoires supérieures, surtout du larynx et de la trachée.

Ces manifestations catarrhales, très-intenses chez quelques malades, précèdent l'apparition de l'éruption cutanée d'un espace de temps assez long qui varie de un à cinq jours. Ce fait est si constant qu'un certain nombre d'auteurs les considèrent comme l'expression d'une éruption intérieure localisée à la muqueuse de l'appareil respiratoire.

C'est ce qu'indique le terme d'exanthème employé par eux, bien à tort sans aucun doute, car les recherches laryngoscopiques entreprises à ce sujet en Allemagne, et dues à Stoffella (1), Smeleder (2) et à Tobold (3), n'indiquent rien qui vienne à l'appui de cette opinion, et portent plutôt à croire qu'il s'agit dans ce cas d'une inflammation catarrhale caractérisée par du gonflement et de la rougeur diffuse de la muqueuse.

(1) Stoffella, en effet, a examiné un certain nombre de malades dans le service du professeur Hébra : la question à laquelle il fallait répondre était celle-ci :

La lésion du larynx offre-t-elle la forme de taches, comme sur la peau, ou bien la forme d'une rougeur diffuse avec gonflement? Y avait-il un catarrhe ou un exanthème du larynx? Il a constamment trouvé une rougeur diffuse intense de la muqueuse laryngée, tandis que les rubans vocaux présentaient seulement une coloration jaunâtre ou jaune rougeâtre.

(2) La laryngoscopie et ses applications à la médecine pratique, par le professeur Smeleder. Vienne, 1863.

(3) Traité de laryngoscopie, par Adalbert Tobold. Berlin, 1863.

Quoi qu'il en soit de la nature de ces manifestations laryngées prodromiques, elles sont si fréquentes, que lorsqu'en temps d'épidémie morbilleuse un enfant présente du catarrhe conjonctival, de la fièvre à type irrégulier, de la toux avec un peu de raucité de la voix, de la toux férine surtout, on est autorisé sans crainte d'erreur à annoncer l'apparition prochaine d'une éruption rubéolique.

On n'a donc pas lieu d'être étonné de rencontrer, même fréquemment dans certaines circonstances, des complications laryngées soit au début, soit dans la période d'état ou même de terminaison de la rougeole.

D'ailleurs ce fait avait frappé à des degrés divers un grand nombre de ceux qui ont étudié cette maladie; et si l'opinion qu'ils s'en étaient formée n'a pas toujours été très-juste et en rapport exact avec les lésions anatomiques, l'existence du fait en lui-même, et la relation des lésions laryngées avec la rougeole, se trouvent indiquées dans les différents auteurs qui ont écrit sur ce sujet.

Parmi ces auteurs, Hoffmann, Stoll, Waston, Pinel et G. Roux, mentionnent à peine en passant la possibilité d'accidents et de lésions du côté du larynx.

Dans une thèse soutenue au commencement de ce siècle, par M. Campagnac (1), nous trouvons la relation d'une épidémie de rougeole qu'il avait observée à l'hôpital des Enfants. Ce travail inaugural contient la description assez exacte de complications laryngées qui avaient vivement frappé l'attention de cet observateur.

Cet accident, en effet, fut très-fréquent et atteignit à un moment donné presque les 2/3 des enfants malades de la rougeole. Il note comme phénomènes principaux, de la douleur au niveau du larynx, de la suffocation, et une altération toute spéciale de la voix et de la toux qu'il ne peut définir. A l'autopsie, on trouvait la muqueuse laryngée rouge, épaissie et recouverte d'une mucosité puriforme.

(1) Thèse de doctorat. Paris, 1812.

Remarquons qu'il n'a pas noté la présence de fausses membranes ni d'ulcérations, qui eussent très-probablement frappé son attention, si elles avaient existé.

Il fait observer d'un autre côté que cette complication se présentait au début de l'éruption et coïncidait avec l'apparition d'irrégularités dans sa marche et ses caractères extérieurs.

Il est donc à croire que dans presque tous, si ce n'est tous les faits qu'il rapporte, il a eu affaire à une laryngite érythémateuse très-intense et des plus graves, mais qu'il n'a pas rencontré les formes ulcéreuse ou diphthéritique.

Dans un article qu'il consacre à l'étude de la rougeole dans le Dictionnaire en vingt et un volumes, Guersant ne fait que mentionner le pseudo-croup sans donner aucun détail, et ne parle pas de l'existence possible de lésions différentes.

Boudin (1) dans sa thèse sur les complications de la rougeole consacre une des parties les plus importantes de ce travail à l'étude des complications laryngées : « La voix des petits malades était rauque et striduleuse, la toux fréquente, et dans quelques cas également rauque avec dyspnée et menace de suffocation. » Il constate comme lésions, une fois des ulcérations, dans un autre cas des fausses membranes assez minces.

M. Déchaut, qui avait observé une épidémie à l'hospice des Enfants-Assistés, a noté dans certains cas une toux opiniâtre, sèche, irritative, revenant par quintes avec une raucité effrayante : elle pouvait être accompagnée d'une aphonie complète et simuler le croup dont il différencie cet état morbide qui pour lui est une laryngo-trachéite débutant à la fin de la rougeole.

Il a également vu des cas de véritable croup, quelquefois précédés d'angine pseudo-membraneuse, survenir dans le cours de l'éruption.

(1) Thèse de doctorat. Paris, 1835.

En dehors de ces monographies, l'ouvrage classique de MM. Rilliet et Barthez mérite une attention particulière.

Ces auteurs parlent de cette question en deux endroits différents ; en premier lieu, à l'occasion même des complications de la rougeole (1), où ils décrivent des érosions, des ulcérations et même des fausses membranes. Dans cette partie de leur ouvrage, ils citent un fait très-probant de laryngite spasmodique.

En second lieu (2), ils décrivent dans un même chapitre, à tort, selon nous, la laryngite érythémateuse et la laryngite ulcéreuse qu'ils trouvent fréquemment secondaires.

La rougeole est, à leurs yeux, le plus souvent la cause productrice des lésions si caractéristiques de cet état morbide ; ils la mettent du moins de beaucoup en première ligne. C'est le même résultat auquel ils arrivent dans l'étude qu'ils font du croup secondaire (3). De telle sorte que si on veut résumer l'opinion de ces auteurs, et en formuler une vue d'ensemble ; voici ce qu'on en peut dire : ils ont reconnu que la rougeole se complique fréquemment d'accidents laryngés de différentes sortes ; les uns, où l'on trouve une rougeur et un gonflement diffus de la muqueuse, portent le nom de laryngite érythémateuse ; d'autres, dont l'apparition est plus tardive sont caractérisés anatomiquement, par des érosions et des ulcérations. Enfin les derniers constituent un troisième groupe nettement isolé par ces auteurs des deux premiers sous le nom de diphthérie laryngée secondaire.

Hébra, dans son traité des maladies de la peau, admet deux formes de complications laryngées : 1° une laryngite catarrhale qui, dit-il, prend souvent la forme de faux croup ; 2° une laryngite diphthéritique.

C'est au même résultat qu'est arrivé M. Blankaert (4) dans

(1) Rilliet et Barthez, t. III, p. 268.
(2) Id., t. I, p. 368.
(3) Rilliet et Barthez, t. I, p. 277 et suivantes.
(4) Thèse de doctorat. Paris, 1868.

sa thèse inaugurale faite avec de nombreuses observations recueillies dans le service de M. Roger.

M. Blankaert admet toutefois l'existence de la laryngite ulcéreuse, bien qu'il n'en ait pas vu d'exemple.

Tel était l'état de la question lorsque j'ai entrepris l'étude anatomo-pathologique des laryngites secondaires de la rougeole.

Ces complications sont fréquentes et presque toujours graves à l'hospice des Enfants-Assistés où je les ai observées. Grâce au grand nombre de larynx qui ont été ainsi soumis à mon examen et aux notions que j'avais acquises sur la structure normale de la muqueuse laryngée, il m'a été possible d'étudier complètement le processus morbide qui préside au développement de ces lésions.

J'ai pu également saisir la relation anatomique qui réunit les unes aux autres leurs différentes formes cliniques.

DIVISION DU SUJET.

Je crois avoir établi d'une façon certaine l'existence de lésions inflammatoires constantes du côté du larynx dans le cours de la rougeole.

Cette inflammation habituelle, cette laryngite érythémateuse, pour tout dire, peut produire trois sortes de complications ultérieures, par un processus anatomo-pathologique simple et facile à comprendre.

Dans une première forme, le catarrhe laryngé a dépassé son intensité ordinaire, le gonflement des glandes, de modéré, devient très-considérable, l'infiltration du derme par les leucocytes est excessive; il s'est produit une laryngite catarrhale grave par excès d'inflammation. Au point de vue clinique elle a été caractérisée, soit par des phénomènes d'asphyxie progressive, soit par des symptômes de laryngite spasmodique. Ces deux modes différents peuvent se terminer par la mort.

D'autres fois le travail pathologique, plus étendu encore,

envahira le revêtement épithélial. Les éléments anatomiques qui constituent les différentes couches de l'épithélium, prolifèrent très-activement; ces cellules subiront des modifications très-remarquables dans leur structure et dans leur constitution chimique, elles produiront ou contribueront à produire des fausses membranes. Ce sera une laryngite diphthéritique, notre deuxième forme de complication.

Dans d'autres circonstances, et dans un grand nombre de cas, sans que la maladie ait passé par les stades morbides précédents, tout au moins cliniquement, ce travail pathologique se localise sur certaines parties de la muqueuse, sur certains organes glandulaires et certains éléments lymphoïdes; la muqueuse présente alors des phénomènes de gangrène moléculaire plus ou moins étendue; des ulcérations se produisent et revêtent une forme et un siége en rapport avec leur mode pathogénique. Ce sera la laryngite ulcéreuse, notre troisième forme de complication laryngée.

J'admets donc trois sortes de complications laryngées :

1° Une laryngite catarrhale rendue grave par l'exubérance de l'inflammation;

2° Une laryngite diphthéritique;

3° Une laryngite ulcéreuse.

Telles sont les trois formes que je décrirai surtout au point de vue anatomique.

LARYNGITES ÉRYTHÉMATEUSES DU DÉBUT DE LA ROUGEOLE.

Cette complication est assez fréquente, et, dans un certain nombre de cas, précède manifestement d'autres complications qui sont habituellement plus tardives; ce que l'on conçoit sans peine, puisque la laryngite érythémateuse grave n'est que l'exagération d'un état ordinaire de la muqueuse laryngée qu'on observe constamment dans la rougeole.

Elle peut se présenter sous deux aspects cliniques également graves : le plus fréquent est caractérisé par une toux aboyante, enrouée, discordante; par de la dyspnée, de la fièvre, le plus souvent très-intense et de la douleur au niveau du larynx (laryngite érythémateuse grave de Rilliet et Barthez).

L'autre forme est plus rare et en relation avec des conditions étiologiques, plus spéciales, dues probablement, d'après MM. Rilliet et Barthez, au sexe et à l'âge des malades. Ce sont ces auteurs, en effet, qui signalent dans leurs observations un certain nombre de coïncidences fréquentes à ce sujet.

Elle prend l'apparence d'une laryngite striduleuse, avec cette particularité que la fièvre y est très-violente, et que, lorsque les crises du faux croup ont disparu, il reste une laryngite catarrhale d'une intensité exceptionnelle.

Lésions anatomiques.

Les altérations macroscopiques paraissent à première vue peu importantes. Elles consistent, en effet, en une rougeur plus ou moins sombre de la muqueuse laryngée et en une tuméfaction de cette membrane surtout au niveau des cordes vocales supérieures. La cavité laryngée se trouve ainsi diminuée de capacité, et les ventricules du larynx sont effacés, tout au moins dans leur partie supérieure. Les glandes sont tuméfiées et soulèvent la muqueuse sur laquelle on aperçoit les orifices glandulaires. Les parois du larynx sont recouvertes d'une couche plus ou moins épaisse de muco-pus.

L'examen microscopique indique que les modifications de la muqueuse sont plus profondes qu'elles ne le paraissent à première vue; elles intéressent en effet toutes les parties constituantes de cette membrane, c'est-à-dire le derme, les glandes et l'épithélium.

1° *Lésions du derme.* — Le derme, constitué, ainsi que nous l'avons vu, par un tissu réticulé analogue au tissu lymphoïde et contenant dans son épaisseur un grand nombre de vaisseaux, est infiltré par une masse prodigieuse de leucocytes. Ces éléments sont surtout accumulés autour des glandes et autour des vaisseaux auxquels ils forment des manchons assez épais. Leur nombre est également considérable dans la couche la plus superficielle de la muqueuse, immédiatement au-dessous de la membrane limitante.

Les follicules lymphatiques que l'on trouve dans le derme des ventricules du larynx sont tuméfiés et font une saillie plus considérable qu'à l'état normal. Les corpuscules lymphoïdes multipliés remplissent les mailles du reticulum. Cette production d'éléments cellulaires est même si abondante, qu'elle dépasse les limites profondes des follicules. Ils infiltrent le tissu sous-jacent et affectent alors une disposition intéressante ; ils forment des rangées parallèles à la capsule qu'ils masquent en partie par leur accumulation plus considérable à ce niveau.

2° *Glandes.* — Les glandes muqueuses sont plus grosses qu'à l'état normal et cette augmentation de volume très-appréciable sur toutes celles que l'on examine, est encore plus marquée sur les glandes contenues dans les cordes vocales supérieures.

Le tissu qui les entoure présente une infiltration de leucocytes ou, tout au moins, la formation exagérée d'éléments embryonnaires. Cette disposition se retrouve autour des canaux excréteurs.

L'épithélium des culs-de-sac est modifié : les cellules qui le tapissent sont devenues vésiculeuses, se sont détachées des parois et sont tombées dans l'intérieur des cavités glandulaires : vers le centre de ces cavités se trouvent des amas de leucocytes qui sont le plus souvent englobés dans des masses d'une matière albuminoïde visqueuse, non colorée par le carmin, et que l'on voit assez souvent faire saillie par les orifices glandulaires et entraîner les éléments figurés qu'elle contient.

3° *Epithélium.* — Les altérations de l'épithélium sont en général peu importantes, le plus souvent il reste en place, et si l'autopsie a pu être faite de bonne heure on retrouve même les cils vibratiles dans les points où il en existe normalement.

Il arrive cependant assez fréquemment que l'épithélium, bien qu'il reste en place, soit modifié et assez gravement altéré surtout au niveau de la corde vocale inférieure. Ces cellules épithéliales y sont gonflées et leurs noyaux sont plus volumineux. Les couches en sont plus nombreuses qu'à l'état normal ; elles ont subi l'altération vésiculeuse accompagnée d'une prolifération abondante. Il arrive quelquefois que cette altération se généralise et atteigne l'épithélium cylindrique où elle se caractérise par les mêmes modifications cellulaires; augmentation de volume et prolifération excessive des différentes couches.

LARYNGITE DIPHTHÉRITIQUE.

La laryngite pseudo-membraneuse secondaire de la rougeole débute de deux manières : ou bien c'est la première complication laryngée qui attire l'attention, et dans ce cas elle survient vers le troisième ou quatrième jour de l'éruption, et si elle se présente quelquefois plus tard, le cinquième jour est en général le terme extrême. C'est ce qui a eu lieu dans un des faits que nous avons observés où le développement de la diphthérie laryngée a été très-insidieux et masqué en grande partie par des phénomènes généraux graves, dus à l'état cachectique du malade. Dans les autres cas la première limite n'a pas été dépassée.

Lorsque des complications laryngées d'une autre nature se sont produites dès le début de l'éruption, ou même avant elle, le développement du croup secondaire est alors assez souvent plus tardif sans que cependant il ait dépassé le quatorzième jour.

Il est possible que cette distinction vraie, au point de vue clinique, ne soit que spécieuse au point de vue anatomique. L'étude que nous avons faite des lésions de la laryngite érythémateuse nous fait voir en effet que dans cette forme, les altérations portent, dans un certain nombre de cas, sur l'épithélium qui a proliféré très-abondamment. Si l'on suppose que cette prolifération vienne à dépasser les limites habituelles, on se trouvera alors en présence d'une exsudation de fausses membranes plus ou moins épaisses. C'est ce que démontre d'ailleurs l'étude anatomo-pathologique de tous les faits que nous avons eus à notre disposition.

MM. Rilliet et Barthez établissent dans leur ouvrage une certaine différence de nature et de lésions anatomiques entre le croup primitif et le croup secondaire ; dans ce dernier, disent-ils, on rencontre toujours, du côté de la muqueuse, des lésions inflammatoires concomitantes et caractérisées surtout par de la rougeur et de la tuméfaction. Les fausses membranes seraient plus minces, moins solides et moins étendues que dans les cas de diphthérie primitive.

Les faits que nous avons pu observer, nous ont permis de reconnaître la justesse et la vérité du plus grand nombre de ces remarques. Il est constant, en effet, de trouver sous les fausses membranes de la rougeur et de la tuméfaction de la muqueuse ; il n'est pas rare de la voir érodée au-dessous des fausses membranes qui tombent en détritus et qu'un mince filet d'eau suffit à enlever. Mais dans ces cas ces exulcérations siégent sur la partie saillante de la corde vocale inférieure et le long des cartilages aryténoïdes.

Nous n'avons pas vérifié l'opinion de ces auteurs, relative à l'extension limitée de ces fausses membranes. Nous avons vu plusieurs cas, dans lesquels elles s'étendaient du larynx aux bronches en formant de larges bandes et même une fois un cylindre complet.

Pour nous comme pour eux, ces fausses membranes nous

ont paru assez souvent plus minces, plus friables et plus irrégulières, comme épaisseur, que celles d'une diphthérie primitive, mais nous croyons que ces modifications sont dues non à une différence de nature, mais à un mode de développement particulier, en relation avec des variations dans l'intensité et la marche de l'inflammation des tissus sous-jacents.

L'examen microscopique fait comparativement dans la diphthérie primitive et dans la diphthérie secondaire montre en effet que le processus est le même dans les deux cas.

Lésions de la muqueuse.

1° *Portion dermique.* — Les lésions sont les mêmes que celles de la laryngite érythémateuse grave, mais portées à leur maximum. En effet l'infiltration de leucocytes est si excessive que, en certains points de la muqueuse, son réticulum est masqué par des amas de ces éléments. Les glandes sont plus tuméfiées, la transformation muqueuse de leur épithélium y est encore plus marquée et on y trouve plus de leucocytes dans l'intérieur des culs-de-sac, qui présentent quelquefois une régression granulo-graisseuse de tous les éléments qu'ils renferment.

Les follicules clos sont également plus volumineux et par cela même masquent les conduits excréteurs des glandes qui passent dans leur voisinage.

2° *Partie épithéliale.* — C'est le revêtement épithélial qui a subi les plus grandes modifications. Car, disons-le tout de suite, nous admettons l'opinion de Wagner sur la production des fausses membranes diphthéritiques, c'est-à-dire par altération vitreuse des cellules épithéliales (1).

Les recherches de cet auteur ne s'appliquent, il est vrai, qu'aux fausses membranes du pharynx et il n'a vu cette transformation vitreuse du protoplasma qu'il décrit si exactement ne se produire que sur l'épithélium pavimenteux stratifié qui siége à ce niveau.

(1) E. Wagner. Archiv der Heilkunde, 1866, t. VII, p. 481, et 1868. t. VIII, p. 449.

Dans nos coupes, et contrairement à l'opinion de Rindfleisch, nous avons constaté cette même transformation vitreuse de l'épithélium du larynx.

Au niveau des cordes vocales inférieures, où existe un épithélium pavimenteux qui revêt les papilles que nous y avons décrites, cette altération est des plus manifestes et forme à la surface libre de la fausse membrane où elle atteint son plus grand développement, ce beau réticulum que l'on avait pris pour un réticulum fibrineux. En effet, la dissociation de parcelles de ces fausses membranes, dans le picro-carminate neutre d'ammoniaque, fait reconnaître quelles sont constituées uniquement par d'énormes cellules rameuses dont les ramifications en s'enchevêtrant les unes avec les autres produisent cette illusion.

Lorsqu'on examine à un fort grossissement, avec le 8 à immersion de Hartnack, des coupes fines, on reconnaît, bien que plus difficilement, les mêmes particularités.

Au niveau des points du larynx, et ce sont les plus nombreux, où se trouve seulement de l'épithélium cylindrique, l'altération est moins facile à apercevoir, et cependant nous pouvons dire que le mode de production de la fausse membrane y est identique. C'est dans le ventricule que ce fait est le plus facile à vérifier. Les cellules épithéliales cylindriques qu'on trouve à ce niveau, se gonflent, se déforment, mais au lieu de produire de gros corps polygonaux rameux, comme dans les cas où c'est l'épithélium pavimenteux qui se transforme, elles conservent une forme allongée tout en envoyant à droite et à gauche les prolongements dus aux modifications de leur protoplasma. C'est par ce fait qu'on peut s'expliquer l'aspect rayonné de ces fausses membranes, dans lesquelles les rayons partent de la périphérie du derme et vont en divergeant vers la surface libre.

Toutefois, cette forme se modifie un peu lorsqu'on se rapproche de la superficie; et il y a tendance à la production d'un réticulum à mailles polygonales.

Pour nous, la fausse membrane diphthéritique, même

celle du larynx (1), est due à une altération vitreuse du protoplasma, telle que ce protoplasma modifié envoie dans tous les sens des prolongements variqueux et bosselés ; ceux-ci donnent naissance à un réticulum qui renferme des éléments cellulaires fortement colorés par le carmin. Considérés comme des leucocytes par le plus grand nombre des auteurs, à notre avis, ils sont formés, pour la plupart, par les noyaux des cellules ainsi modifiées. Nous admettons, mais seulement dans des limites restreintes, que l'exsudation des leucocytes concourt à la constitution des fausses membranes.

Les fausses membranes cessent de croître et sont détachées parce que, l'inflammation diminuant d'intensité, les cellules cessent de subir l'altération vitreuse. De plus une exsudation de leucocytes, provenant des tissus sous-jacents et de muco-pus, sorti des glandes, les soulève et les sépare de la membrane limitante.

Dans les points où ces fausses membranes sont décollées de la surface du derme, on ne trouve que des leucocytes et du muco-pus. L'épithélium y est complètement absent; nous n'avons pas fait de recherches sur son mode de régénération.

Chez aucun de nos malades, si ce n'est chez un seul, nous n'avons trouvé pendant la vie de diphthérie pharyngée ou amygdalienne; même à l'autopsie, nous avons pu toujours constater, sauf dans ce cas, une intégrité presque absolue des voies digestives. Seuls, les replis aryténo-épiglotiques et leur voisinage immédiat ont quelquefois été atteints, soit d'inflammation catarrhale, soit d'altérations diphthéritique.

On serait en droit de s'étonner de ce peu de tendance à une propagation qu'on voit se faire si facilement dans le

(1) Rindfleisch soutient une opinion contraire et croit que le réticulum est dû à une substance albuminoïde, liquide au moment de la transsudation et qui se coagule au contact de l'air. (Traité d'histologie pathologique par E. Rindfleisch, traduit de F. Gross, page 363 et suivantes.)

sens inverse quand il s'agit du croup primitif. Mais, si l'on se rappelle, d'une part, que la laryngite diphthéritique n'est qu'une laryngite très-intense dans laquelle certains éléments subissent une altération particulière, et, d'autre part, que les voies respiratoires, et le larynx surtout, sont toujours atteints dans la rougeole, cette anomalie apparente cessera de sembler singulière.

Cette localisation de la diphthérie secondaire de la rougeole n'en est pas moins digne d'attention. Elle est une des causes principales de la difficulté du diagnostic exact de la lésion; la rareté de l'expectoration des fausses membranes augmente encore cette difficulté. Nous n'avons eu, en effet, qu'une seule fois l'occasion de voir une de nos malades rendre des lambeaux de fausse membrane. On comprend alors qu'il soit souvent délicat de décider si l'on est en présence d'une diphthérie secondaire ou d'une laryngite ulcéreuse.

LARYNGITE ULCÉREUSE.

La laryngite ulcéreuse de la rougeole est plus tardive encore que la forme diphthéritique, à laquelle d'ailleurs elle peut succéder, et avec laquelle on la voit coexister dans un certain nombre de cas.

Les lésions de la laryngite ulcéreuse sont variables; les ulcérations peuvent être très-étendues, presque généralisées, et alors, souvent serpigineuses comme nous avons pu le voir dans un des larynx que nous avons examinés.

D'autres fois, elles sont localisées; elles siégent alors habituellement en arrière, dans le voisinage de l'extrémité postérieure de la corde vocale inférieure, et le long du cartilage aryténoïde.

Leur forme varie avec leur siége. Lorsquelles sont très-superficielles et constituées par de simples érosions, on les trouve sur le bord libre de la corde vocale inférieure; si elles sont plus profondes, au point de former de petites cavernes anfractueuses, on les trouve dans le voisinage de la base du cartilage aryténoïde et de la lame postérieure du cricoïde. Elles arrivent quelquefois, dans ce cas, à disséquer le cartilage qui apparaît à nu au fond de l'ulcération.

Dans la laryngite ulcéreuse, les lésions microscopiques sont étendues à toutes les parties molles qui recouvrent la face interne du larynx. Le mode pathogénique de ces pertes de substance nous paraît variable suivant les régions : nous regrettons de n'avoir pu déterminer aussi exactement que nous l'aurions désiré tous ces processus différents.

Au niveau de la corde vocale inférieure, nous avons pu très-nettement étudier la marche de la lésion. Dans ce point, les ulcérations doivent leur origine à une infiltration excessive de la fibro-muqueuse par des leucocytes, à une prolifération très-abondante des éléments conjonctifs, à des thromboses des vaisseaux de la base des papilles, soit primitive, soit consécutive à une endartérite ou une périartérite.

On voit donc que ce travail ulcératif se développe grâce à l'excès d'une inflammation qui est venue atteindre tous les éléments de la muqueuse, et cette membrane, par sa structure et les conditions anatomiques qui lui sont créées par le ligament fibro-élastique, ne se prête pas facilement à des proliférations abondantes et à des exsudations un peu considérables.

Au niveau du cartilage aryténoïde, le long de la face postérieure de l'épiglotte, et sur la corde vocale supérieure, le mode pathogénique nous paraît un peu différent, mais on ne se rend pas compte de ce processus pathologique aussi facilement que du précédent.

Sur la partie de muqueuse qui recouvre le cartilage aryténoïde, nous avons cru reconnaître que les glandes en grappes qui y siégent en assez grande abondance en étaient le point de départ le plus habituel. En effet, dans cette région, on trouve à l'état normal une série de glandes aplaties et immédiatement appliquées sur le périchondre et le cartilage. Dans les cas pathologiques, nous avons cru remarquer que les ulcérations débutaient dans le voisinage immédiat des cartilages, et que leur point de départ était marqué par des masses de leucocytes occupant la place habituelle des glandes dont nous venons de parler.

Il se formerait donc, à ce niveau, de petits abcès intéressant le périchondre et la face profonde de la muqueuse, qui décolleraient cette membrane sur une étendue souvent considérable. Ce fait rend compte des érosions et des destructions assez étendues de cartilage que l'on observe, et même des dénudations presque complètes que l'on voit, sur le cartilage aryténoïde surtout.

Bien que les follicules clos que nous avons signalés fussent très-gonflés, nous n'avons pas trouvé qu'ils aient été l'origine d'un processus ulcératif comme on eût été porté à l'admettre *a priori*.

Il n'est pas rare de trouver des lésions du tissu conjonctif interposé aux faisceaux musculaires profonds; et même le périchondre de ceux des cartilages qui le plus fréquemment échappent à la dénudation est assez souvent infiltré de leucocytes et est le siége d'une production très-active d'éléments nouveaux.

Lorsque ces ulcérations arrivent jusqu'au muscle, les fibres striées sont atteintes de lésions graves de myosite. Elles sont le plus souvent interstitielles, mais peuvent cependant amener l'atrophie aiguë d'un certain nombre de faisceaux par régression granulo-graisseuse.

L'épithélium est le plus souvent desquamé, surtout au niveau des points où il est cylindrique. Dans les autres régions où il a persisté, il a subi l'altération vésiculeuse et forme une couche bien plus épaisse qu'à l'état normal.

CONCLUSIONS.

Je crois pouvoir établir, d'après ces recherches anatomo-pathologiques, les conclusions suivantes :

1° Dans le cours de la rougeole la muqueuse laryngée est atteinte de lésions qui portent sur ses différentes parties constituantes. Au début de cette fièvre éruptive l'ensemble de ces lésions représente une laryngite catarrhale caractérisée anatomiquement par un gonflement des glandes à mucus, une exsudation de leucocytes dans les couches superficielles du derme muqueux et une irritation du revêtement épithélial amenant un gonflement du protoplasma de ces cellules.

2° De cette laryngite catarrhale du début procèdent toutes les complications que l'on rencontre dans le larynx dans le cours de la rougeole. Le processus par lequel elles en dérivent se déduit facilement de la connaissance que nous avons de l'anatomie normale de la muqueuse laryngée.

3° La première forme de complications que nous avons admise est établie plutôt par les phénomènes cliniques qui la caractérisent que par des lésions spéciales. On ne trouve, en effet, dans les cas qui se sont terminés par la mort, que les altérations d'une inflammation catarrhale plus intense et plus étendue que dans les faits de rougeole sans complication laryngée.

4° Lorsque le processus irritatif et les lésions qui en sont la conséquence, tout en atteignant les différentes parties de la muqueuse, agit avec une intensité exceptionnelle plus particulièrement sur le revêtement épithélial, il se produit une diphthérie laryngée secondaire qui, par suite du processus particulier que j'admets, mériterait le nom de *laryngite épithéliale*. Toutefois, je fais des réserves absolues sur la question de spécificité de la diphthérie et sur les parties de mon travail qui paraîtraient se rapporter à l'étiologie de cette maladie.

J'ai voulu seulement établir que lorsque la diphthérie se présente dans le cours de la rougeole, son développement était facilité par l'existence de lésions irritatives dans les parties qui doivent concourir à la formation des fausses membranes.

5° Les ulcérations laryngées se développent par des processus de natures différentes. Je n'ai pu en élucider que deux d'une façon certaine. Le premier est une nécrose par inflammation étendue à tous les éléments, vaisseaux et tissu conjonctif surtout, d'une muqueuse très-serrée et peu extensible; il donne naissance à des ulcérations irrégulières anfractueuses, d'autres fois à de simples érosions. Ces pertes de substance siégent constamment sur le bord libre de la corde vocale inférieure. Le second est caractérisé par la suppuration des glandes muqueuses. Il en résulte que les ulcérations qui en proviennent prennent la forme arrondie ou ovalaire et siégent sur la corde vocale supérieure et le long du cartilage aryténoïde.

Il est probable que les ulcérations dont la forme et le siége diffèrent sont en relation avec des modes pathogéniques également différents de ceux que j'ai décrits. Leur détermination nécessitera de nouvelles recherches.

Paris. A. Parent, imprimeur de la Faculté de Médecine, rue M^r-le-Prince, 31.

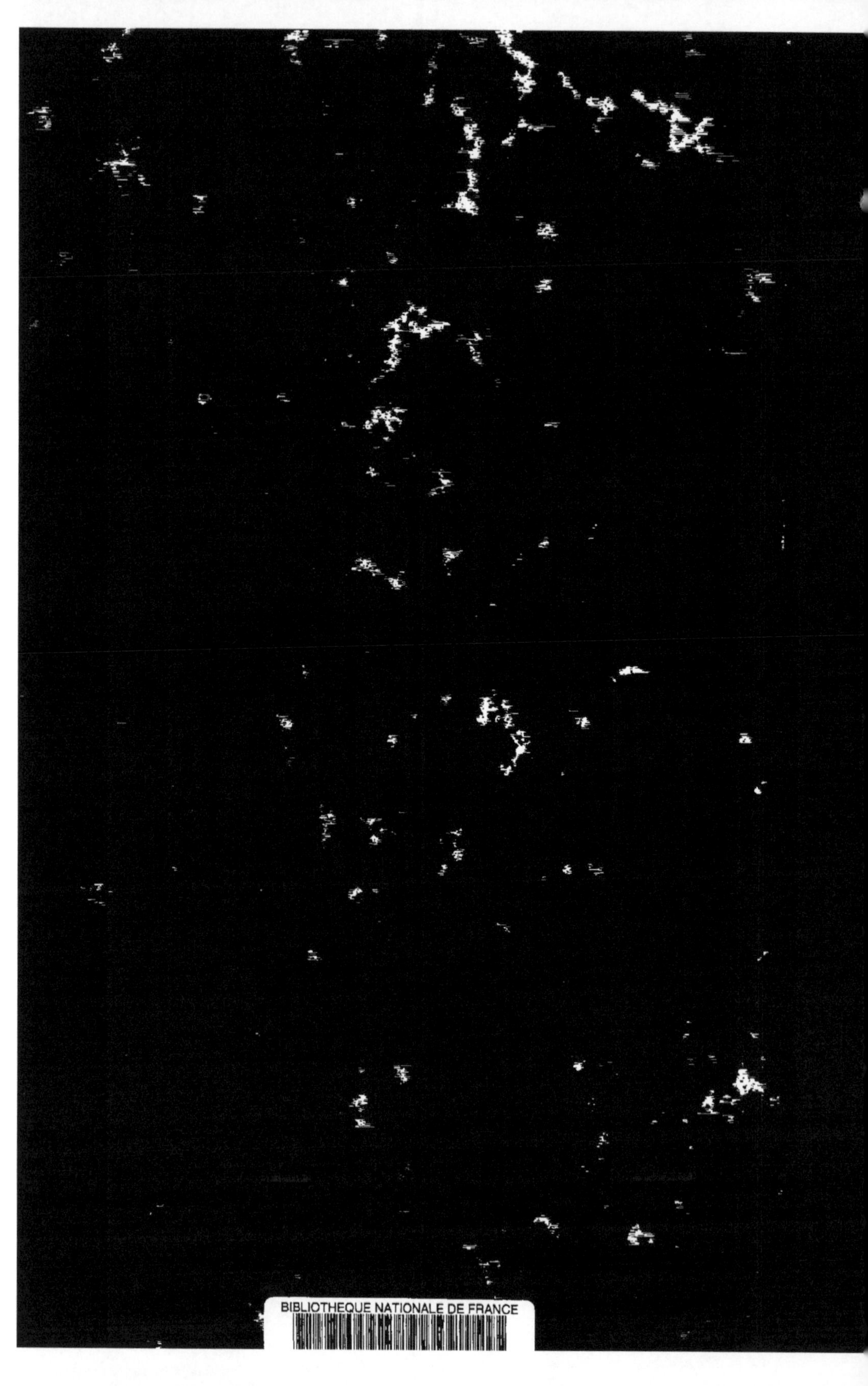

www.ingramcontent.com/pod-product-compliance
Ingram Content Group UK Ltd.
Pitfield, Milton Keynes, MK11 3LW, UK
UKHW021024200726
13857UKWH00004B/1576